國家古籍出版

專項經費資助項目

全漢三國六朝唐宋方書輯稿

顧問　余瀛鰲

小兒藥證

宋·劉景裕　撰
范行準　輯佚
梁　峻　整理

中醫古籍出版社
Publishing House of Ancient Chinese Medical Books

圖書在版編目（CIP）數據

小兒藥證 /（宋）劉景裕撰；范行準輯佚；梁峻整理 .—北京：中醫古籍出版社，2022.12
（全漢三國六朝唐宋方書輯稿）
ISBN 978-7-5152-2614-9

Ⅰ . ①小… Ⅱ . ①劉… ②范… ③梁… Ⅲ . ①中醫兒科學—方劑—中國—宋代 Ⅳ . ① R289.54

中國版本圖書館 CIP 數據核字（2022）第 227840 號

全漢三國六朝唐宋方書輯稿
小兒藥證　宋 · 劉景裕　撰
范行準　輯佚　梁峻　整理

策劃編輯　鄭　蓉
責任編輯　李　炎
封面設計　牛彦斌
出版發行　中醫古籍出版社
社　　址　北京市東城區東直門内南小街 16 號（100700）
電　　話　010-64089446（總編室）010-64002949（發行部）
網　　址　www.zhongyiguji.com.cn
印　　刷　廊坊市鴻煊印刷有限公司
開　　本　850mm × 1168mm　32 開
印　　張　1.75
字　　數　13 千字
版　　次　2022 年 12 月第 1 版　2022 年 12 月第 1 次印刷
書　　號　ISBN 978-7-5152-2614-9
定　　價　10.00 圓

序

在國家古籍整理出版專項經費資助下，《范行準輯佚中醫古文獻叢書》十一種合訂本于二〇〇七年順利出版。由於經費受限，范老的輯稿没有全部整理付梓。學界專家看到這十一種書的輯稿影印本後，評價甚高，建議繼續籌措經費出版輯稿。有人建議合訂本太厚，不利于讀者選擇性地購讀，故予改版分册出版（其中包括新整理本）。

中國醫藥學博大精深，存留醫籍幾近中華典籍的三分之一。究其原因，昔秦始皇焚書，『所不去者，醫藥卜筮種樹之書』。漢興，經李柱國和向歆父子等整理，《漢書·藝文志》收載方技（醫藥）類圖書，分醫經、經方、房中、神仙四類，二〇五卷，歷經改朝换代、戰事動蕩，醫籍忽聚忽散，遭受所謂『五厄』『十厄』之命運。然而，由於引經據典是古人慣常的行文方法，所以『必托之于神農黄帝而後能入説』。前代或同代醫籍被他人引用、注明出處便構成傳承的第一個環節。唐代醫學、文獻學大家王燾就是這個環節的楷模。正是由於這個引用環節的存在，爲輯佚奠定了基礎，即一旦被引用的醫籍散佚，還可以從引用醫籍中予以輯録，這是傳承的第二個環節。范行準先生集平生精力，輯佚出全漢三國六朝唐宋方書七十一種。其中毛筆小楷輯稿五十八種一二二冊，鋼筆輯稿十三種十三冊。除其中有人已輯佚出版或輯稿内容太少外，本套書收載的是從未面世的輯佚稿計二十多種，十分珍貴。爲方便今人理解，特邀專家爲每種書作解題，同時也適度包含考證考異内容，前後呼應，以體現這套叢書的相對整體性。

輯稿作爲珍貴的資源，一是因爲它靠人力從大量存世文獻中精審輯出包括今人不易看到的内容。以《删繁方》爲例，該書有若干内容引自《華佗録袟》，不僅通過輯稿可以看清《删繁方》原貌，而且據此還可以看到《華佗録袟》的部分内容。這不僅對當今學術的古代溯源循證具有重要價值，對未來學術傳承也具有重大意義。二是雖然輯稿不一定能恢復原書全貌，或辨清原書作者、成書年代等項仍存在大量需要考證考異的問題，但正是這些不完善之處，却給後世學者提出了有學術研究價值的問題，如《華佗録袟》冠名華佗，而華佗因不與曹操合作遇害，留存文獻本就不多，即使存世的華佗《中藏經》，時至今日仍有爭議，那么，《華佗録袟》的眞正作者是誰？輯稿提供的線索對進一步考明其眞相也有意義。

范老輯稿大多依據唐代文獻學家王燾《外臺秘要》中著録的引用文獻出處輯出，但又不是全部，部分學術内涵還有《醫心方》《華佗録袟》等古文獻著録的線索。以此爲例，王燾原創的方法正是胡適先生所謂『歷史觀察方法』的學術源頭實例，也是文藝復興以來科學研究强調觀察和實驗兩個車輪之一。所謂觀察，不是針對一時一地的少量事物，而是大樣本長時段的歷史性觀察。天文學的成果就是通過這種方法取得的。中醫學至今還在使用這種方法。所謂聚類，本來是數理統計學中多元分析的一個分支，但用在文獻聚類中也是行之有效的方法。因爲中醫的藏象學説本身就是取類比象，其辨證也多采用類辨、象辨等方法，再説《周易·系辭》早就告誡人們『方以類聚』，聚類思想當然也是中醫藥學優秀文化傳統。梁峻教授申請承擔國家軟科學研究計劃『中醫歷史觀察方法的聚類研究』（2009GXQ6B150），圍繞文獻的引用、被引用以及圖書散佚、輯佚等基本問題，運用聚類原理，應用計算機技術，從理論到實踐，闡述了中醫學術傳承中的文獻傳承范式，揭示了歷史觀察方法的應用價值。

輯稿既然在文獻傳承中具有關鍵作用，二〇一五年，經中醫古籍出版社積極響應，以《全漢三國六朝唐宋方書輯稿》爲題，又申請到國家古籍整理出版專項經費。以此爲契機，項目組成員重振旗鼓，經共同努力，將二十種散佚古籍之輯稿，重新整理編撰爲二十册，并轉換成繁體字版，以便於臺港澳地區以及日本等國學者參閱。值此輯稿即將付梓之際，本人聊抒感懷以爲序！

中國中醫科學院中國醫史文獻研究所原所長、

榮譽首席研究員、全國名中醫

余瀛鰲

戊戌年初秋于北京

原序

追求健康長壽是人類共同的夙願。秦皇漢武雖曾尋求過長生不死之藥，然而，死亡却公平地對待他們和每一個人。古往今來，人類爲延緩死亡、提高生存質量付出過巨大努力，亦留下許多珍貴醫籍。其承載的知識，乃是人們長期觀察積累、分析判斷、思辨應對的智慧結晶，并非故紙一堆，有可利用的一面。

醫籍損毁的人爲因素少。始皇不焚醫書，西漢侍醫李柱國和向歆父子對醫籍都進行過整理，但由於戰亂等各種客觀原因，醫籍和其他典籍一樣忽聚忽散，故有『五厄』『十厄』等説。宋以前醫籍散佚十分嚴重。就輯佚而言，章學誠認爲，自南宋王應麟開始，好古之士踵其成法，清代大盛。然輯佚必須辨僞，即甄别軼文僞誤、訂正編次錯位、校注貼切，否則，愈輯愈亂。

已故著名醫史文獻學大家范行準先生，生前曾在《中華文史論叢》第六輯發表《兩漢三國南北朝隋唐醫方簡録》一文。該文首列書名，次列書志著録，再次列撰人，最後列據輯諸書，將其所輯醫籍給出目録，使讀者一目了然。由於種種原因，范行準先生這批輯稿未能問世。近年，范行準先生之女范佛嬰大夫多次與筆者商討此批輯稿問世問題，筆者也曾和洪曉、瑞賢兩位同事拜讀輯稿并委托洪曉先生撰寫整理方案，雖想過一些辦法，均未果。去年，經鄭蓉博士選題、劉從明社長批準上報申請出版補貼，國家古籍整理出版規劃領導小組成員余瀛鰲先生斡旋得以補貼。于是，由余先生擔任顧問，筆者與洪曉、曉峰兩位同事分工核實資料、撰寫解題，劉社長和鄭博士負責整理編排影印輯稿，大家共同努力，終于使第一批輯稿得以問世。

本次影印之輯稿，精選晉唐方書十一種二十冊，上自東晉《范東陽方》，下迄唐代《近效方》，多屬未刊印之輯複者。各書前寫有解題，説明考證相關問題、介紹内容梗概、提示輯稿價值等。其中，《删繁方》《經心録》《古今録驗方》《延年秘録》之解題由梁峻撰寫，《范東陽方》《集驗方》之解題由李洪曉撰寫，《纂要方》《必效方》《廣濟方》《産寶》《近效方》之解題由胡曉峰撰寫。爲保持輯稿原貌，卷次闕如、内容散漫者，仍依其舊。所收《删繁方》一書，雖作者謝士泰生平里籍考證不詳，但其内容多引自佚書《華佗録袟》，該書存有中醫理論在古代的不同記載，如皮、肉、筋、骨、脈、髓之辨證論治方法等。現代著名中醫學家王玉川先生曾提示筆者要重視此書的研究，筆者亦曾研讀，并指導幾位研究生從不同角度開展工作，多有收穫。

范行準先生之輯稿，均很珍貴，具有重要的文獻與研究價值。此次影印出版，定名爲《范行準輯佚中醫古文獻叢書》，其他輯佚图書將陸續影印出版。筆者相信，輯稿影印本問世，對深入研究晉唐方書必將産生重要作用。欣喜之際，謹寫此文爲序。

梁　峻

二〇〇六年夏於北京

《小兒藥證》解題

（王光涛撰　梁峻審修）

《小兒藥證》一卷，已佚。日本有《醫方類聚》採集本，注『宋·劉景裕撰』。據日·岡西為人編《宋以前醫籍考》考訂：『《崇文總目輯釋·卷三》：《小兒藥證》一卷，劉景裕撰（《通志》略同）。』『《宋史藝文志·醫書類》：《小兒藥證》一卷。』范行準先生從《醫方類聚》各證門中輯錄出三十條，其中包括十五條論述辨證論治，十五首藥方歌訣，編為一卷。范氏輯稿本未注明該書的作者和年代。

《小兒藥證》言簡意賅，縱觀全書，其體例當為每證後附方藥，或詠或歌或吟，朗朗上口，便於記誦。該輯佚稿大致可以分為十七個章節。其中，小兒五藏胃口閉、曩痢霍亂、不食乳咳嗽、小兒水氣、小兒諸瘡腫、小兒疳氣章、小兒二十四種疳章、小兒風癇驚章、小兒邪忤驚殞章、小兒風熱夜啼、小兒傷寒、小兒冷熱不調和小兒萬病失救章十三個章節進行了系統論述，每個章節不過百餘字，其後所附方藥歌訣依次為：五藏胃口閉詠、曩痢霍亂歌、不食乳咳嗽吟、水氣吟、諸瘡腫吟、疳氣吟、二十四種疳歌、風癇驚吊歌、邪忤驚殞歌、風熱夜啼吟、傷寒吟、冷熱吟和萬病失救吟。另外四章內容或有綴軼，如：⑴小兒大小便不通和小兒久冷虫出章只有辨證論治的闡述，未載錄相應方劑。⑵對於吐逆消渴和小兒鬼癖鬼疰的證治則未加闡述，只有方藥歌吟。其歌吟分別名曰：吐逆消渴歌和小兒鬼癖鬼疰吟。

范行準先生輯複之稿本，首頁右下有陽刻印章一枚，鐫有『行準手輯古逸醫方』八個字。該書稿用行楷書寫，字體工整流暢。該書較全面地輯錄了原書內容，並有序加以排列、校勘，雖未複全豹，但為今人研習《小兒藥證》內容創造了條件。

目錄

小兒藥證

小兒五藏胃口閉

且小兒五藏多寒胃口閉雖脉假注来彰其擁滞固斯常和氣木每順通徹及乃不慎于食多乖正理全彫眷護有失差寧胃口閉而氣多喘 五藏失而情恍惚以茲病狀任保實雖年月漸增便爲擁咽今爲方例以備救全

五藏胃口閉詠

仁參通暢要丁香各半分 青木先須作棟標

壹分黃耆口詩隨甘草各壹分烏犀獄助五靈
方各半分石膏添得升麻用各壹分竹茹六銖精
漢牛黃各半分朱砂麝香和肉桂朱麝各半錢桂壹分
豆蔻兩个肉者元來望乾薑壹分
右件已上一十六味擣為散蜜和為丸丸
如小豆大每服熟水下三丸子如未解喫
調服之醫方類聚卷二百四十三小兒門五葉八十四至八十五

吐逆消渴歌

黃連貝藉天竹黃各一分甘草經煨使助方一分

蜀消也要山梔子各半分款冬花上詩牛黃

各壹分乾葛人時和紫菀各壹分犀角分一凭隨

竹瀝漿半二合

右件已上壹十壹味搗散先用竹瀝和乾

即入少蜜和丸如菉豆大每服五粒子如

未解喫即以筋頭研用熟水調服之卷二類聚

百四十四小兒關门

六葉二十三

彙痢霍亂

但小兒痢胃氣不和多以冷熱所生後至

遷延變為此痢而又妳食無禁所犯過心致
有乖宜便為如是蒋留方脈用定此疾霍亂
者令熱風秋食之餘悶致傷脾藏遂見此妨
悉與藥石服之取驗

曩痢霍亂歌

豆蔻須要好乾薑各壹分蔻肉者豆厚朴朱砂並不
妨分各壹龜骨要睛白者上分壹訶黎亦用好
茴香分各壹枳殼空和調上氣分各志心最好
是名方

右件已上擣為散用酸漿水調壹錢同上

葉七

三十

不食乳咳嗽

凡小兒三歲已下百日已前後定情神湯調
氣候立標五藏然本四肢生令乳食之中寒
熱致乘癰而七聚衝其肺部貫及心經煩亂
燥尤果迷上而使嗽來而喘急致食滞而難
通月去日來無問整理察其原本於熱所集
復有斯疾須凭救治列於方佐合顯篇章

不食乳咳嗽冷

桔梗微微三兩錢厚朴須調氣胃潤炙壹分甘
草要伊和集使半分貝母尤加定本源壹分豆
蔻也浣安藏臍兩介肉者橘皮少少最堪怜仁
參北諳調氣脉一分乾薑相類桂心前各壹分
右件已上九味搗為散用黑錫丸丸如紅
豆大每服三丸子夜復溫水化調如飲服
之 類聚卷二百四十五 小兒門七葉三十三

小兒水氣

但小兒未離乳哺疾皆有之蓋

候失津致身之浮腫而目

臻五藏虧敗且小兒四人夫

此疾豈是政本知之故少顯何

闇然知氣藏之內不在通滑

此術衛為調理自然抵異驗實

經遂為方列（同上葉十至廿十）

水氣吟

杜仲獨來調水海半檳榔偏治氣中腸半兩厚

朴要須秋石一歲分圭木香還要定膀胱分圭一豆

蔻且須為藥使兩个內者人參只精要牛黃一分

分升麻托与芎藭伴各半兩胡黃連子最為

長半分龜膝剛要蘆薈至各半兩馬兜令下條

根將半分猪膽要須雄者壯兩个莚粘蝸牛最

自孫名圭分

右件已上一十二味搗為散用暖水調兩

錢服五歲已上只用兩錢五歲已下 ◎

下缺 類聚二百四十七

且小兒门七 葉十至二十一

小兒諸瘡腫

夫小兒五藏調六腑安和以靜理繁取齊約須固先為攝保將息亂防貴無差感用寧魂魄雖則氣度安暢四肢無疾不覺癰腫為乖瘡痛特出蓮斯廣於後代課立方書慎使傳名虛為貧理敢披古祕聊備簡術用證根源以明為驗

諸瘡腫吟

雄黃本是瘡中藥壹分膩粉壹分搗來要杏仁四十

九分芭豆不勞開心脉半分去心朱砂傍用密陀

僧各壹分乳頭香肉漆芭戟各壹分甘草除煩

並防風各壹分烏犀少少并龜腦各壹錢大黄

兼助腫中門壹分零陵且要和諸藥壹分蘭香

乾者最為新壹分黄連只要薇靈草各壹分麝

香同力在南昰各半分麻油半斤徒至煉

白蠟五兩必凝真

右件已上一十九味搗散先煉油熟依次

第下為膏然後用蠟五兩就之治一切不

識瘧腫同上葉七十五至七十六

小兒大小便不通

夫小兒者初從胞幼生在人間立体之根乃居性命壷臟兩臟骨本總分氣未叶和筋脉尚缺固斯托乳哺藥石扶持至百日已來方辨好惡其母知其人別鹹辛噤氣味乳不慎節兒有疾生漸漸時多轉加益甚脉息乖候五藏煩熱結乳聚食致不通暢便便則須向須月黃疸萬般諸未解分但多啼叫胃口雖

遂患大腸秘澀難開若不以藥餌取瘥豈獲
真効按之經諸須顯功夫（類聚卷二百四十九小兒门十一葉）

八十五

小兒久冷虫出章

且小兒百日已前縱病未極百日已後須憑
醫療因風傷於氣腠敗於寒乳食不忌所防
溫冷改蘇失序或則澈瀉未止虫出猛流三
五之間數周千萬如蟻如髮如蚰蟮如魚腸
或三个之廉或五枚而數數並是四肢不節

五臟傷安損益雖明篤懿轉甚不依救治何遂愈痊聊定前章用之拯濟類聚卷二百五十二小兒门十四葉五十八

小兒癖氣章

凡小兒係於胞腹生在人窠筋脈方調胃腸欲熱一臟兩臟亂哺猪微日月將逾漸加增發因以不尋妳母戒慎所食五味之中皆宜減腹若酸鹹之物脈膈不為甜苦之中心脾是制五辛將餞四味不和歸在肝中便為癖

乘疑乖之误

氣皆無志道尚切煩求不約古經唯慕今訣
便即雖知病本未見藥源比托醫師都抱乘
理枉談病狀盡用方術買者不察其情智者
特無依托狂與他散失制蒔疾置使參差多
之時用究其次第略其方條以付後學免失
前志

痟氣吟

麝香煞此伏吟中壹大錢半能膽須附蝸牛蟲肉有者五十个胡黃連上調訛膽分參半檳榔壹分只要

曾駐會之誤

佐麻黃壹分犀角用時和甘草各半分蘆薈爲
臣壹大錢半使防風半分三稜徧求山内物壹分芮
歸尤雞早藍空各半分青木香新添紫桂各半
分大黃少少用芎藭各半分
右件已上十八味爲散用暖水調壹錢服
之爲丸用飯丸丸如菉豆大每服三丸子

小兒二十四種癎章

但小兒食嫉之前納五辛於乳受氣之下別
甜苦以爲宗春夏往來寺出癎致小兒諸病

皆是已招於生臟滑鹹酸辛稱雖名推於病
本二十四種之常名詢諸事蹤皆歸壹体余
以世從宦業累代攻實自理療既以無虧於
心習而備顯却慮後時學淺慎有興醫不能
撿藥尋方綱看古論唯慕賄財之上貴殘攻
賣毀舊格為參差作今時之我聖不斯士乖
中雷鄭聲有虧言失本竟使黎他謗此病者
毛髮豎耳皮焦眼澀無脂腦有青復而而臥
側脇而眠手足乾瘦骨木尩悴食土者食壚

石者食炭者及瓦子者並皆是此病之根余只以此方為療得斯本證傳付後學更在精心莫為悞理

二十四種疳歌

黃連須是胡中產壹分朱砂亦要在洪州半分乾蠍用時居青棣一分汶上有乘號天麻壹分熊膽麝香商州貞各半分蚦蛇膽共及牛黃各半分五靈脂上蝸牛子各分壹馬苓根解配諸方壹分早藍更用為君使壹分大黃些少要雄

黃分半已上並能除痛苦但令志用不相妨

右件已上壹十四味為散每服兩錢用暖

水下為丸用木蜜為丸丸如黍米大每服

七九子亦用水下服之類聚卷二百五十三小兒門十五葉

三十一至三十三

小兒風癇驚章

但小兒出下分長四大未和骨粹微虛筋肉

輕嫩不居味物尚約嬭瀉病則從口而招熱

則因驚而有且浇淺業撲療形疾日去月遍

實難上救尽自人言高否嘆慈不期致小兒
目視頻頻使小兒情儀恍惚因茲人臟傳在
心脾睡息不安夢中頻哭或歌或叫風駐四
肢而脉難局手足慌急不尋好藥懸撿名方
但取妖巫日增患害疾既篤遂便乖張是
後代淺學不窮古訣勞於心胃之患尒難痊
念以時童遂留秘典

風癇驚邪歌

羚羊角妙朱砂君臣等分牛黄熊膽最為珍各等分

龍腦佑扶困蟬殼各半分乾蠍偏能佐藥君
壹分犀烏蛇本調風胃各半分釣藤只解共安
神半分甘草人參量多少各半分雄黃由自妍
辛真半壹錢殭蠶欲作天麻主各壹分馬牙消
半渴桃仁四錢九分於黃連不是真珠各半分却
為防風比舊隣
右件二十一味擣為散木膏為丸丸如菉
豆子大每服三丸荊芥湯下立驗

小兒邪忤驚癇章

凡小兒出臘已後百日已前多有驚卒蓋以
脉息未定氣尚虧一則嬭母雜有所食二則
五臟傳於諸腑初從出入未改数深頻有驚
時便致邪入皆自亂中不慎恣意為飡未見
疾危將同鬧事及覩病勢復想神祇稱是魍
魎之間旋致不安之兆人已愚乱不察所由
祭醮求神比希獲福却令小兒纔牽併甚睡
臥不安或啼來而繫時或歡來而盡日母見
如是多意忝量覩啼哭而言有鬼妖見歌笑

則詰無神祟尋巫師而解送求香火於佛前日去月來果深疾疼難斯後悔難以療持此者是為驚忤邪風之苦也聊述藥用列歌章

邪忤驚殞歌

犀角一分臣輔要雄黃一錢花蛇偏作藥中王一分乾蝎一分共君和龍腦半分弔藤不備蚱蟬姑一分牛黃剛捷同垂力半分仁參兼並作茹將各半分殭蠶順鎗天麻主各半分姜活由来要大黃各一分朱砂少少相為助一錢微微只

要好麝香一錢 芍藥桔梗和心附分各半 乾葛
防風事亦當分各半 竹瀝澹澆和藥嚾合二此
疾必差永為常
右件已上二十壹味擣散用木蜜為丸丸
如菉豆大每服三丸暖水下要散勃荷湯
下壹錢 類聚卷二百五十六小兒門十八 葉六十三至六十五
小兒風熱夜啼
但小兒自乳哺至旬年中外有疾感俱氣脉
和平 四肢敷琁乖即五藏虧常或擁毒所食

或於不成段使熱論方盛於通下元心躁脾
肝胃口滞悶旋抝風壅復值熱增晝可調伏
夜多驚則並是擁煩上高客熱轉極難欲辨
實多為悞理此狀真風熱夜啼也是小兒本
病非以諸家所載述今證無源用方救治

風熱夜啼吟

蚘黃犀角定神魂各壹分甘草牛黃要伴君各半
分茯苓且得為真使半分人參却待人成秦
壹分朱砂豈闕丁香母各半分為覓防風及細

辛各半分蚱蟬鉄得乾蝎至各半分山茱萸話

不須論壹分

右件已上壹十三味搗為散以淡竹葉壹

合調壹錢散徐徐下之再服 類聚卷二百六十小兒門

二十二葉六十九至七十

小兒鬼癖鬼疰吟

桃仁只要斷邪風个三七青木交和氣藏中半分

仁參也要調腸胃分一虎骨雄黃敷桂心各壹

分檳榔徒遺三稜志各壹分白芥徐徐待欽

冬各壹分柳葉曝乾漆二分朱砂能押麝香

空各壹錢半

右件已上壹十二味擣為散以水蒸椀煎

三合分兩服類聚卷二百六十小兒门二十三葉三十五至三十六

小兒傷寒

夫小兒知識雖分性靈未定或則毋不謹味乳聚諸疾或次或炙致不慎保寒熱便興於百脈陰陽旋逆於四肢腰背煩疾頭目滋悶是斯初因諸藏然受脾肝眼赤脈以盈多致

瘼淚而頻灑因使瞢瞪無色精神慘愴熱毒
徐添形顏異改但依子母藥附君臣配用歸
丸浣於湯餌護其生次飛介腥羶謹以攝持
忌須酸鹹合書備目略著根源童子之疾愚
人勿鑒施之懸萬題士數千惟約病儀皆傳
妙治驗實無一失之固煩虛明真偽渾難知
賢以勸後業志賴精專不逢君子幸莫流傳

小兒冷熱不調

但小兒藏脉未勻骨木尚嫩百息雖有萬病

因邊蓋是乳食乖常甜苦失節或衝風而寒
入或胃熱以炎来吐瀉不時胃腸夫政延過
時月轉加悴羸氣喘息以常麤情憭落而無
色目當如睡食乃細雜致咳嗽而頻頻使啼
號而數數因斯不理便為藏病不食藥醫妄
傳神祟唯將祈謝以賴愈痊畢則病本轉深
雖逢救療僅知君子必聞小人遇此狀疾依
尋攻理既不乖用在免禍婬不唯愚士迷於
此志直假醫生醫子尚無鑒施酷取人錢九

淡豉

散藥謬更恐後代見業多不精心聊詠寒用
方解救
傷寒吟
知母偏除兩上热分叁麻黄能去五藏寒分一杏
仁藥中須為祖去尖皮四十九个甘草相隨事必
全分三淡豉更安煩處定合半大葱白唯療氣
脾間七莖各三寸但與生薑半兩拍碎用發汗自然
必共竹茹連分壹
右件八味飲子用一茶挽水煎三大錢半

煎半茶椀子分為一再服

冷熱吟

暖胃須要蜜陀僧壹分甘草為君用使臣半分至蔻偏能溫藏冷肉兩者分當歸止痛要麻仁各壹分龍骨祕腸還澀痢半分十味之中使先定壹分竹茹尤解躁煩身壹分

右件已上十味飲散小煎服之類聚卷二百六十二

小兒門二十四葉四十一至四十三

小兒萬病失救章

夫小兒病自因招患從諸入致斯疾因煩緒
縈沈按脈息而不牽定氣血而難調盡法盡
來千浮萬積濇滑何驗進退虛然雖攖孩腹
嫩肉踈氣血未定凡斯乳哺言自此生原本
不尋依方政固使度經歲月返復難尋或令
呼吸診脈皆異隨其世匠便給方醫人人不
同是事咸失政茲萬病救療豈彰果虧覺於
古經實未尋於注秘盡復差異乖深余以
見此不明心常悔後遂將前古晨夜搜尋纂

根本於誥籍參因招於典序便立方目以例衆徒

萬病失救吟

牛黃犀角最為靈各壹分能壓小兒大段驚真珠琥珀皆為寶各一分朱砂壹分還道要虎睛玳瑁半分更添龍腦末壹錢仁參偏自入茯苓各壹分麥門冬伴生龍膽各二分麥門冬去心用黃連爭忍去蔓荊各壹分甘草藥中空為貴壹分花蛇不住喚曾青各一分芎藭未肯全乾蠍各壹

分蚱蟬還解笑母丁各半分防風耳向茱萸

處各半分萬病因斯差必寧

右件已上一十八味擣為散用蜜和為丸

如菉豆大每服五丸子以熟水下如未解

喫時水調服之類聚卷二百六十六小兒門二十八葉七十九至八十